BEI GRIN MACHT SICH IHR WISSEN BEZAHLT

AF149629

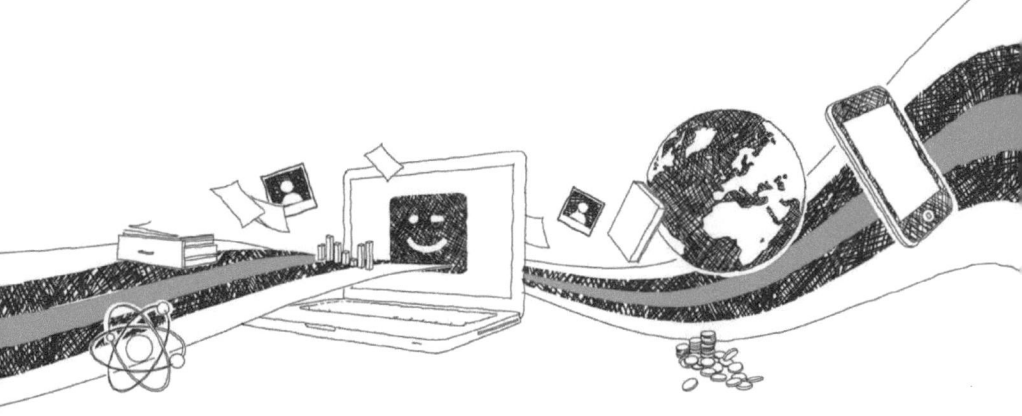

- Wir veröffentlichen Ihre Hausarbeit, Bachelor- und Masterarbeit

- Ihr eigenes eBook und Buch - weltweit in allen wichtigen Shops

- Verdienen Sie an jedem Verkauf

Jetzt bei www.GRIN.com hochladen und kostenlos publizieren

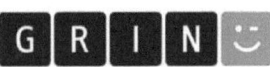

Andres Luque Ramos

Adipositas - Epidemie oder Hysterie

GRIN Verlag

Bibliografische Information der Deutschen Nationalbibliothek:

Die Deutsche Bibliothek verzeichnet diese Publikation in der Deutschen National-bibliografie; detaillierte bibliografische Daten sind im Internet über http://dnb.d-nb.de/ abrufbar.

Impressum:

Copyright © 2011 GRIN Verlag, Open Publishing GmbH
Druck und Bindung: Books on Demand GmbH, Norderstedt Germany
ISBN: 978-3-640-99319-2

Dieses Buch bei GRIN:

http://www.grin.com/de/e-book/177563/adipositas-epidemie-oder-hysterie

GRIN - Your knowledge has value

Der GRIN Verlag publiziert seit 1998 wissenschaftliche Arbeiten von Studenten, Hochschullehrern und anderen Akademikern als eBook und gedrucktes Buch. Die Verlagswebsite www.grin.com ist die ideale Plattform zur Veröffentlichung von Hausarbeiten, Abschlussarbeiten, wissenschaftlichen Aufsätzen, Dissertationen und Fachbüchern.

Besuchen Sie uns im Internet:

http://www.grin.com/

http://www.facebook.com/grincom

http://www.twitter.com/grin_com

Universität Bremen

Fachbereich: Human- und Gesundheitswissenschaften

Studiengang: Public Health / Gesundheitswissenschaften

Modul: Modelle und Theorien von Gesundheit und Krankheit

Seminar: Public Health als multidisziplinäre Problemanalyse: Adipositas

Adipositas heute – Epidemie oder Hysterie

Eine schriftliche Auseinandersetzung mit Auszügen der Bücher „Die Dickmacher – Warum die Deutschen immer fetter werden und was wir dagegen tun müssen" von Renate Künast und „Irrtum Übergewicht" von Johannes Hebebrand und Claus Peter Simon sowie deren Theorien

Andres Luque Ramos   Semester 2010 / 2011

                                                Fachsemester 1

1.) Eine Einführung in diese Arbeit

1.1) Vorwort

In dieser Ausarbeitung werden Auszüge des Buches „Die Dickmacher – Warum die Deutschen immer fetter werden und was wir dagegen tun müssen" von Renate Künast mit Hajo Schuhmacher, das 2004 im Riemann Verlag erschienen ist, sowie zwei Kapitel des Buches „Irrtum Übergewicht" von Johannes Hebebrand und Claus Peter Simon, welches erst 2009 durch den Zabert Sandmann Verlag veröffentlicht wurde, besprochen und anschließend miteinander verglichen. Dabei sind die Werke so gewählt worden, dass zwei Extrempositionen in der Debatte um die Rolle des Übergewichts in unserer Gesellschaft dargestellt werden, die somit Anlass zu einer Diskussion geben.

1.2) Die Strukturierung und Intention

Um die verschiedenen Ansichten bezüglich der Frage „Adipositas heute – Epidemie oder Hysterie" zu erschließen, verfolgt diese Arbeit eine Strukturierung, die es ermöglichen soll, anhand der beiden exemplarischen Texte, eine Diskussion zu eröffnen. Diese relativ kurze Abhandlung hat also nicht zum Ziel auf die oben genannte Frage eine endgültige Antwort zu finden, was zum einen den Rahmen erheblich sprengen würde, zum anderen mir zur Zeit aber auch gar nicht möglich zu sein scheint. Stattdessen sollen verschiedene Positionen offen gelegt und eigene kritische Fragen aufgeworfen werden.

Zu diesem Zweck werden zuerst die Thesen und Argumente Künasts herausgearbeitet, sodass die Position, Übergewicht sei eine Volkskrankheit und zugleich Epidemie, nachvollzogen werden kann (vgl. Künast 2004: 14 und 28). Die Gegenposition, Übergewicht sei meistens ein ästhetisches Phänomen und mit zu viel Hysterie verbunden, erschließt sich dem Leser dann durch die Herausarbeitung der Thesen und Argumente aus den Auszügen des Buches „Irrtum Übergewicht" von Hebebrand und Simon. Im finalen Abschnitt findet dann ein Vergleich der Gemeinsamkeiten und Unterschiede der beiden Positionen statt, an den sich die Darlegung einiger kritischer Fragen und meiner eigenen Stellungnahme anschließt.

2.) Die Dickmacher – Eine Einführung

„Die Dickmacher – Warum die Deutschen immer fetter werden und was wir dagegen tun müssen" hat Renate Künast zu ihrer Zeit als Bundesministerin für Verbraucherschutz, Ernährung und Landwirtschaft geschrieben, was somit auch das in dem Werk geforderte höhere politische Eingreifen erklärt. Nach einem Interview der „Welt" mit Frau Künast ging es ihr bei der Veröffentlichung des hier besprochenen Buches hauptsächlich darum „über ein Thema zu schreiben, das immer mehr an Brisanz gewinnt" (Westphal, 2004) und auf das sie einwirken möchte.

2.1) Thesen und Argumente des Kapitels „Ein gewichtiges Problem"

Das Kapitel „Ein gewichtiges Problem oder wenn ein Lebensstil zum Politikum wird" stellt die Einführung in die Thematik des Buches dar und spricht nahezu alle anderen Aspekte des Buches bereits mehr als einführend an. Im Folgenden werden, allerdings neu strukturiert und in anderer Reihenfolge, die wichtigsten Thesen und Argumente Künasts dargelegt, sodass diese in Kapitel 4 in angemessener Weise mit den Meinungen Hebebrands und Simons verglichen werden können.

Interessant ist dabei vor allem der geschichtliche Ansatz, der aufzeigt, dass „Hunger als historischer Katalysator" (Künast 2004: 18) anzusehen ist, was sie durch zahlreiche Beispiele belegt. Die meisten Werkzeuge wurden demnach für das Jagen, Zerlegen und Zubereiten von Lebensmitteln entwickelt, wobei ewig das Bestreben im Vordergrund stand noch effektiver vorgehen zu können, da natürlicherweise ein Mangel an Nahrung bestand und sich nur die Anpassungsfähigsten durchsetzen konnten (vgl. Künast, 2004: 18 und 19).

Schon früh wird in dem Text der Genuss des Essens und die Glücksgefühle, die durch es ausgelöst werden können, beschrieben. Dabei steht jedoch nicht nur der Genuss im Vordergrund, sondern auch die Erinnerungen, die mit bestimmtem Essen in Verbindung stehen und die Sozialisation, die durch das gemeinschaftliche Mahl unterstützt wird. Für sie selbst beispielsweise stelle „es eine Zumutung [dar] allein essen zu müssen" (Künast, 2004: 20 und 21), da für den Menschen die Gemeinschaft und das Gefühl von Heimat am Esstisch als soziales Wesen praktisch essentiell sei. Heute hingegen seien die Hauptfunktionen der Nahrungsaufnahme stark in den Hintergrund getreten und würden von der Lustbefriedigung verdrängt. Laut Künast werden Lebensmittel somit „kaum noch als das wahrgenommen, was sie sind" (Künast, 2004: 21), nämlich lebensnotwendige Stoffe, die dem Körper zugeführt werden müssen. Zudem haben die Nahrungsaufnahme und der soziale Akt des Essens nach Einschätzung der damaligen Bundesministerin heute nicht mehr viele Berührungspunkte, sodass bei vielen Familien das strukturierende Merkmal der gemeinsamen Mahlzeiten fehlt (vgl. Künast, 2004: 20-22).

Aber auch der ursprüngliche Stellenwert der Bewegung spielt natürlich eine Rolle bei Diskussionen um Übergewicht und Adipositas, wenn man das Verhalten heute analysieren und vergleichen möchte. In ihrer Kindheit sei es beispielsweise üblich gewesen nach der Schule den Tag unabhängig von Wind und Wetter draußen mit ihren Freunden zu verbringen und sich nur zum Essen, dem Akt der Gemeinschaft am Esstisch, inaktiv im Haus zu befinden. „Wir bewegen uns zu wenig" (Künast, 2004: 22) klagt Künast, die dafür allerdings keine empirischen Daten liefert, sondern sich auf ihre eigenen Erfahrungen beruft. Vor allem bei Kindern sei es heute üblich, dass sie sich entweder nach der Schule direkt in eine virtuelle Welt aus PC und Fernsehen begeben oder ihr Terminkalender so strukturiert ist, wie der eines Erwachsenen (vgl. Künast, 2004: 11,12 und 22).

Doch um zu zeigen wie schlimm es um die Weltbevölkerung in Sachen Übergewicht und Adipositas wirklich steht, zieht Renate Künast dann auch noch einige Statistiken, Fakten und Meinungen zu Rate, um so ihre Intention, den Kampf gegen diese Entwicklung sofort zu starten, durchzusetzen. So weist sie beispielsweise ausdrücklich darauf hin, dass die WHO bei der aktuellen Entwicklung bereits von einer Epidemie spricht, was angesichts der Zahlen, die sie für Deutschland angibt, auch nicht ganz unverständlich ist. Demnach seien nämlich angeblich 50% der Deutschen übergewichtig, wobei sogar schon jeder Fünfte als adipös bezeichnet werden müsste. Bei den Kindern scheinen die Zahlen noch alarmierender zu sein, denn während im Jahre 1984 nur 12% aller Kinder und Jugendlichen übergewichtig gewesen wären, seien es 20 Jahre später bereits 20%, wobei sogar 8% bereits als adipös definiert sind. Nach Hochrechnungen soll bereits 2030 jedes zweite Kind fettleibig sein und nur noch jeder Vierte normalgewichtig, sodass es, nach Meinung Künasts, dann die Normalgewichtigen sein werden, die Diskriminierungen erfahren werden. In Amerika soll die Diagnose Übergewicht bald an erster Stelle der Todesursachenstatistik stehen (momentan bereits 280 000 Tote), aber auch für untragbare Kosten sorgen, unter die nicht nur Behandlungskosten, sondern auch indirekte Kosten, verursacht durch Produktivitätsausfall und Folgekrankheiten, fallen. Die große Gefahr, die Künast in den Zahlen dieser Entwicklung aber sieht, ist, dass sie unterschätzt werden, da das Übergewicht in unserer Gesellschaft schleichend Einzug gehalten habe und wir uns so schon zu sehr an den Hüftspeck gewöhnt hätten, auch wenn sie in einem anderen Absatz dazu zu bedenken gibt, dass es bei ihren Diskussionen nicht um die gehe, denen nur wenige Kilo zur Idealfigur fehlen würden (vgl. Künast, 2004: 12–17).

Die Hauptursachen dieser laut ihr alarmierenden Entwicklung sieht sie im Wandel des Verhältnisses zu Lebensmitteln in einer Überflusssituation und der Veränderung des Bewegungsverhaltens, also kurzum dem Wandel der Gesellschaft. Es gibt jedoch weitere Faktoren, die sie zu bedenken gibt, die einen entscheidenden Einfluss auf die Entwicklung des Körpergewichts haben. So seien beispielsweise Kinder niederer sozioökonomischer Herkunft oder mit Migrationshintergrund in der Regel übergewichtiger, sodass für sie Übergewicht „zu einem Zeichen von Armut geworden (Künast, 2004: 27) ist, worunter sie später durchaus auch die Bildungsarmut fasst (vgl. Künast, 2004: 21, 22, 27 und 29).

In ihrem einführenden Kapitel schlägt sie aber auch schon den Bogen zu den vielfältigen Lösungsmöglichkeiten, wenngleich sie auch zu bedenken gibt, dass der Kampf gegen das Übergewicht schwer ist und die bisherigen Lösungsvorschläge keinen Erfolg erzielen konnten. Wichtig sei es aber vor allem schnell zu handeln, da man am Beispiel des Demografischen Wandels feststellen könne, was passiert, wenn man die Existenz eines Problems verdrängt, so Künast. Einer Debatte über den Einfluss des Einzelnen weicht sie dabei jedoch bewusst aus, um, wie sie sagt, dem Populismus Einhalt zu gebieten. Wichtig sei es nämlich vor allem das Übergewicht nicht als Individualproblem, sondern „als Bedrohung für das Gemeinwesen" (Künast, 2004: 28) zu sehen, um so die richtigen Wege der Problemlösung einzuschlagen, da es mehr zu bedenken gibt, als das Problem der Energiebilanz, die von jedem aber natürlich auch analysiert werden sollte (vgl. Künast, 2004: 17, 18, 27 und 28).

Im gesamtgesellschaftlichem Umfeld betont Künast eindringlich die Bedeutung der frühzeitigen Heranführung an gesundes Essen und Bewegung, die bestenfalls bereits in Kindergärten erfolgen sollte, sodass Diäten nicht mehr notwendig würden. Zudem müssten die Therapiemöglichkeiten für adipöse Kinder deutlich verbessert werden, da diese, einer Studie der Arbeitsgemeinschaft Adipositas im Kindes- und Jugendalter zufolge, momentan qualitativ und quantitativ zu schlecht seien, um einen wirklichen Erfolg zu erreichen (vgl. Künast, 2004: 23 und 24).

Letztendlich leitet Künast dann über zur Frage, inwieweit die Politik beim Problem Übergewicht einschreiten sollte. Laut Künast sei es die Aufgabe der Politik bei grundlegenden Veränderungen des Lebensstils Debatten um Folgen und Kosten für die Gemeinschaft führen, um so besser aufzuklären und vor Gefahren zu warnen. Wichtig sei es zudem, dass die Fachminister nicht nur Probleme lösen, sondern diese auch voraussehen und präventiv tätig werden. Auch wenn man es als die Aufgabe des Staates empfände Gerechtigkeit herzustellen, sollte der politische Einfluss hoch ausfallen, um unseren Kindern gleiche Lebenschancen zu bieten. Insgesamt sieht Frau Künast allerdings die Zukunft beim politischen Eingreifen positiv, da bereits andere Präventionskampagnen große Erfolge erzielt hätten und man im Bereich der Gesundheit eine Vorreiterrolle, wie Finnland bei der Pisa Studie, übernehmen könnte (vgl. Künast, 2004: 26-31).

2.2) Thesen und Argumente des Kapitels „Einstürzende Pyramiden"

Im letzten Kapitel ihres Buches geht Renate Künast dann gezielt auf die Problematik der Ernährung im Bezug auf Übergewicht ein, wobei nicht die Lebensmittel, die verzehrt werden, getadelt werden, sondern versucht wird eine Struktur in die sich ständig ändernden Ernährungsempfehlungen zu geben und Konstanten herauszufiltern. Allein die Tatsache, dass zwischen einzelnen Ländern und Institutionen teils erhebliche Empfehlungsunterschiede bestünden (WHO rät zu 45mg Vitamin C pro Tag, Deutschland hingegen zu 100mg pro Tag), zeigt schon, dass es nicht die Empfehlung mit absolutem Anspruch auf Richtigkeit gibt, wobei Trends meistens doch eingehalten werden (vgl. Künast, 2004: 251 und 252).

Doch es hat sich einiges getan, sodass das ursprüngliche Basislebensmittel Kohlenhydrat, das die breite Grundlage jeder Ernährungspyramide bildete, heute einen deutlich schlechteren Ruf hat als früher, da es trotz nicht vorhandenem Fettanteil zu einer Erhöhung des Blutzuckerspiegels und des Körpergewichts führt. Dies kann durch die neue Größe des glykämischen Index GI, in den modernen Medien oft auch als Glyx bekannt geworden, erklärt werden, die allerdings ebenfalls als nicht ganz unumstritten im Text beschrieben wird. In gewisser Weise lässt sich sagen, dass der GI die Geschwindigkeit der Aufnahme der Energie in das Blut und somit auch die Länge der Sättigung beschreibt. Aber auch dieser dürfe nur als ungefährer Maßstab angesehen werden, da er je nach Verarbeitung, Alter, Geschlecht und selbst ethnischer Zugehörigkeit teils erhebliche Schwankungen aufweise. Ausdrücklich warnt sie dabei vor falscher Anwendung und Interpretation des GI, da dieser immer im Vergleich zum Referenzwert von 50mg Traubenzucker definiert ist und die Portionsgröße des verglichenen Lebensmittel so groß sein muss, dass sie 50mg Traubenzucker enthält. Um den GI aber auch auf die Portionsgröße beziehen zu können, empfiehlt die damalige Bundesministerin die Glykämische Last (GL), die von der Harvard

Medical School definiert wurde und eben auch die Menge der Portion berücksichtigt (vgl. Künast, 2004: 252-259).

Dass die klassische Ernährungspyramide heute keine absolute Gültigkeit mehr hat, wurde bereits zu Beginn angedeutet, weshalb Künast gegen Ende verschiedene modernere Ernährungspyramiden vorstellt. In den USA werden so zum Beispiel die USDA Food Guide Pyramide und die Aid Pyramide gelehrt und genutzt, um Ernährungsempfehlungen auszusprechen, die beide allerdings auf dem GI beruhen. Pyramiden, die auf den Überlegungen der Glykämischen Last beruhen, sind die Logi Pyramide oder jene nach Walter Wallet, die alle einen gewissen Grundtrend verfolgen, den Renate Künast versucht in ihrer eigenen Pyramide, die tatsächlich einen dreidimensionalen Raum darstellt, abzubilden. Auf der Grundfläche könnte sie sich dabei allgemeine Ernährungsempfehlungen vorstellen, unterstützt von vier anderen Seiten, die Fette, Kohlenhydrate, Eiweiße und Getränke auffassen. Generell lässt sich hierbei sagen, dass die größten Mengen der verzehrten Lebensmittel aus dem Bereich des Obst und Gemüse stammen sollten, aber auch alles andere je nach Portionsgröße erlaubt ist. All diese Pyramiden sollten auf Dauer den einzigen Lösungsweg für die Probleme rund um die Ernährung darstellen, denn einen „Nährstoffextremismus" (Künast, 2004: 265) lehne sie ab, da gesunde Ernährung eben nur ausgewogen sein kann (vgl. Künast, 2004: 260-269).

3.) Irrtum Übergewicht – Eine Einführung

„Irrtum Übergewicht", das erst 2009 veröffentlicht wurde, ist ein Werk über scheinbare Wahrheiten und Halbwahrheiten rund um das Thema des Übergewichts, auf die Herr Prof. Dr. Johannes Hebebrand, Direktor der Klinik für Psychiatrie und Psychotherapie des Kindes- und Jugendalters der Universität Duisburg-Essen, innerhalb seiner praktischen und wissenschaftlichen Arbeit gestoßen ist. Unterstützt wurde er dabei durch den GEO Wissen Redakteur Claus Peter Simon als Co-Autor dieses Werkes, das eines der Leitwerke zu dieser Thematik darstellt (vgl. Universität Duisburg-Essen, 2010 und Zabert Sandmann, 2010).

3.1) Thesen und Argumente des Kapitels „ Wir werden zu Dicken gemacht"

Zunächst sei einmal gesagt, dass es sich bei dem hier besprochenen Teil nicht um das vollständige Kapitel „Wir werden zu Dicken gemacht" handelt, sondern lediglich die ersten 3 Teilkapitel von Seite 43 bis 56 besprochen werden.

Besonders interessant auch im Hinblick auf Künasts Ausführungen ist das erste Teilkapitel, das alle Fakten rund um die Definition des Übergewichts und der Adipositas vermittelt und dabei einige kritische Fragen aufwirft. Beim historischen Abriss der unterschiedlichen Definitionen des Übergewichts kommt zu allererst natürlich der so genannte Broca Index (Körpergröße in cm minus 100 entspricht dem Normalgewicht) zur Sprache. Laut Hebebrand liegt hier der Nachteil allerdings vor allem darin, dass sehr kleine Menschen und sehr große Menschen deutlich falsche Referenzwerte erhalten, sodass dieser Index vom heutigen Body Maß Index BMI verdrängt wurde. Die in den 50er Jahren durchgeführte Erhebung des Zusammenhangs zwischen Gewicht und Mortalität einer Versicherungsgesellschaft stellt dabei noch heute die Referenzstudie für die Festlegung des BMI dar, bei welcher eine Standard Normalverteilung im Bezug auf das Körpergewicht und die Mortalität festgestellt werden konnte, also besonders Über- und Untergewichtige von einer höheren Mortalität betroffen waren (vgl. Hebebrand: 2009: 43-45).

Im Weiteren wirft er einige kritische Fragen im Bezug zum Umgang mit dem BMI auf, wie zum Beispiel das Problem der sich immer wieder ändernden Grenzwerte. So gilt heute die Definition, dass ab einem BMI von 25 Übergewicht und ab einem BMI von 30 Adipositas vorherrscht, wobei 1984 Männer sogar erst ab einem BMI von 28 als übergewichtig galten. Zum einen wird hier die relativ willkürliche Festlegung der Definitionsgrenzen kritisiert und zum anderen auf den falschen Umgang mit Daten aufmerksam gemacht, da man bei der Zunahme des Übergewichts in der Bevölkerung eben auch immer die Änderungen der Grenzen im Hinterkopf behalten müsse. 1995, bei der Einführung der heute gültigen Grenzen, seien in den USA beispielsweise nur durch eine Neudefinierung aus knappen 60 Millionen Übergewichtigen fast 100 Millionen geworden. Die willkürlichen Grenzen zeigen sich laut Hebebrand aber beispielsweise auch daran, dass zwar die BMI Grenzen für das Übergewicht mit dem Alter zunehmen, die Grenze zur Fettleibigkeit in jeder Altersstufe aber konstant bei 30 liegt, sodass ältere Menschen rein statistisch öfter als fettleibig gelten. Kurioserweise gelten jedoch nicht nur ältere Menschen, sondern oft auch sehr muskulöse Menschen häufiger als fettleibig, was ganz einfach dadurch zu erklären ist, dass Muskelgewebe schwerer als die gleiche Menge an Fettgewebe ist. So nennt Hebebrand als die prominentesten Vertreter dieser Klasse des Übergewichts die amerikanischen durchtrainierten Schauspieler Brad Pitt und Russel Crowe, der laut BMI Definition sogar schon als adipös gelten würde. Besonders deutlich wird die Willkür der Grenzsetzung bei Kindern, bei denen definitionsgemäß die schwersten 10% der Kinder eines Jahrgangs als übergewichtig und die schwersten 3% als adipös bezeichnet werden (vgl. Hebebrand, 2009: 45-48).

Laut dem Professor der Uniklinik Duisburg Essen sei es unter Experten aber „unbestritten, dass der Bauchumfang eine bessere Vorhersage als der BMI darüber trifft, ob Übergewicht zu Folgeerkrankungen führt" (Hebebrand, 2009: 49). Demnach sei das Fett in diesen Regionen viel entscheidender, da hier mehr entzündungs- und arterioskleroseförderndе Stoffe produziert werden. Bei Frauen gilt dabei ein Bauchumfang bis zu 80 cm und bei Männern bis zu 94 cm als das Äquivalent zum Normalgewicht, Werte von über 88cm und 102cm als das Äquivalent zur Adipositas. In den USA wären nach dieser Definition sogar mehr Menschen übergewichtig als nach dem BMI, was Hebebrand als Kriterium für die mangelnde Sensitivität des BMI und zugleich Gefahr sieht, da so die falschen Patienten behandelt werden. Als mögliche Erklärung sieht er die Abnahme der schweren Muskelmasse und die Zunahme der leichten Fettmasse, die beim BMI nicht richtig widergespiegelt werde (vgl. Hebebrand, 2009: 49 und 50).

Dass Übergewicht nicht immer mit Krankheit und Normalgewicht mit Gesundheit in Verbindung gebracht werden dürfe, wird dann anhand von vier Studien gezeigt, wobei die verschiedensten Ergebnisse zu Tage getreten sind, was Hebebrand dadurch erklärt, dass es sehr schwer sei die Sterblichkeit eines Menschen auf einen gewissen Faktor, wie das Übergewicht, zu beschränken und andere Ursachen herauszufiltern. Besonderes Aufsehen erregte eine Studie des Jahres 2005, deren Ergebnis als das Übergewichts Paradoxon bezeichnet wurde, da sich Menschen eines BMI von 25 der besten Gesundheit erfreuten, während schwerere und leichtere Menschen als dieser mit 25 leicht übergewichtige Mensch früher starben. Damit stand sie im deutlichen Gegensatz zu einer kurz zuvor erschienen Studie des Center for Disease Control, die davor warnte, dass die Lebenserwartung der Kinder geringer sein werde als die der Eltern und das Übergewicht in naher Zukunft das Rauchen als führende, vermeidbare Todesursache verdrängen würde. Eine dritte Studie wiederum stellte praktisch eine Synthese beider vorhergegangen Studien dar, denn hier lautete das Ergebnis, dass Frauen sogar schon ab leichtem Übergewicht eine höhere Sterblichkeit hätten, während Männer auch mit leichtem Übergewicht die gleiche Lebenserwartung wie mit Normalgewicht hätten. 2007 wurde schließlich eine Studie veröffentlicht, die die verschiedenen Todesursachen kategorisiert hat und den Einfluss des Übergewichts in diesen Klassen untersucht hat, aus der resultiert, dass es in jeder

Gewichtsklasse spezifische tödliche Krankheiten gibt, wobei einzig die Adipositas in jeder Klasse zur höchsten Sterblichkeit führt (vgl. Hebebrand, 2009: 51-53).

Interessant ist für Hebebrand zudem nicht nur die Frage nach einer eventuell erhöhten Mortalität, sondern auch wie es sich mit der Morbidität verhält, da sich heute natürlich die Überlebenschancen deutlich verbessert haben, wohinter sich grundsätzlich auch die Frage verbirgt, ob man Adipositas als Krankheit klassifizieren sollte oder nicht. Nach Meinung Hebebrands wäre es nur logisch extreme Adipositas als Krankheit zu bezeichnen, da diese als Fehlfunktion von biologischen Regelkreisen definiert ist, sodass die Betroffenen in ihrem Alltag erheblich eingeschränkt werden, wobei er zu bedenken gibt, dass es sich hier in der Tat um eine komplizierte Debatte handelt. So bestünde bei der Klassifizierung als Krankheit die persönliche Gefahr, dass man ein aktives Handeln im Sinne einer Verbesserung oder sogar Prävention vernachlässigt, aber auch die Chance den Betroffenen den Druck von den Schultern zu nehmen. In theoretischen Diskussionen könnten Stimmen laut werden, dass so die Medikalisierung des Lebens vorangetrieben werde und die Probleme, die in der Gesellschaft bestünden, nicht ursächlich behoben werden würden (vgl. Hebebrand, 2009: 54 und 55).

3.2) Thesen und Argumente des Kapitels „ Was wir brauchen"

An dieser Stelle soll nun noch das letzte Kapitel des Buches besprochen werden, in dem Hebebrand und Simon sehr strukturiert einen Aktionsplan mit 10 Punkten vorstellen, der dafür sorgen soll Adipositas multidisziplinär einzudämmen, sodass neben den medizinischen und politischen Maßnahmen, auch die Wahrnehmung durch die Gesellschaft angesprochen wird, da alle einzeln durchgeführten Maßnahmen bis jetzt gescheitert seien (vgl. Hebebrand, 2009: 227).

Auf die Gesellschaft legt er mit 4 Punkten einen leichten Schwerpunkt und beginnt dabei mit der Forderung das Wissen über die Relevanz der Bewegung für die Gesundheit zu verbreiten, sodass es für alle Bevölkerungsschichten verständlich ist, da diese eine wirksame Prävention vor einigen Krankheiten darstelle, sodass nicht nur Übergewichtige, sondern auch Normalgewichtige ihre Gesundheit verbessern könnten. Laut Hebebrand muss aber nicht nur die Verbreitung dieser Lehre der Bewegung erfolgen, sondern gleichzeitig auch eine Infrastruktur geschaffen werden, die diese fördert. So sollten beispielsweise Fahrräder und Fußgänger vor dem PKW-Verkehr Vorrang bekommen und als finanziellen Anreiz eine

Pendlerpauschale erhalten, die den PKW-Fahrern entzogen wird, um aktive Bewegung bereits auf dem Weg zur überwiegend inaktiven Arbeit zu fördern. Gleichzeitig sollten dabei die Medien darauf verzichten zu hysterisch über Gewalttaten zu berichten, was zur Folge hätte, dass die Menschen aus Angst weniger Fahrrad fahren, was aber unbegründet sei, da die Anzahl der Gewalttaten nicht zugenommen hätte. Zudem fordert er eine gezielte aktive Bewegung durch die technische Limitierung passiver Medien wie dem PC oder dem Fernsehen. Neben diesen Maßnahmen des Einzelnen sollte allerdings auch die Diskriminierung Übergewichtiger durch die Gesellschaft gestoppt werden, woran jeder mitarbeiten könne, da selbst Politiker durch die ständige Diskussion zur Diskriminierung beitragen. Aber auch die Übergewichtigen selbst sollten offensiv auftreten, um sich den Anfeindungen entgegenzustellen. Einen besonders wichtigen Ansatzpunkt im gesellschaftlichen Bereich sieht er schließlich in der Bildung, die „die beste Gesundheitsvorsorge" (Hebebrand, 2009: 230) überhaupt darstelle, da Übergewicht, stark gehäuft in schwachen sozialen Schichten auftreten würde. So sollte jedes Kind in starkem Maße individuell gefördert werden, wozu beispielsweise ein Kochkurs und gesunde Schulmahlzeiten gehören könnten (vgl. Hebebrand, 2009: 228-231).

Aber auch den gesetzlichen Regelungen durch die Politik bescheinigt er eine wichtige Funktion in der Förderung einer gesünderen Gesellschaft. So sei es beispielsweise eine politiktheoretische Frage das Prinzip der Mehrwertsteuer zu ändern, indem natürliche und gesunde Lebensmittel von der Mehrwertsteuer ausgenommen würden und die dadurch entstandenen Ausfälle dadurch gedeckt würden, dass industrielle Nahrungsmittel, wie alle anderen Industrieprodukte auch, mit dem üblichen Mehrwertsteuersatz von 19% besteuert würden. Ferner sei es daran anknüpfend sinnvoll die schon lange geforderte Ampel-Kennzeichnung auf Lebensmitteln einzuführen, da somit auch weniger gebildete Menschen die Chance hätten einzuschätzen, ob es sich um ein gesundes oder ungesundes Lebensmittel handelt. Da aber auch die Werbung für Produkte einen großen Einfluss auf deren Absatz in der Bevölkerung hat, ist es in den Augen Hebebrands sinnvoller die Verkaufszahlen vor und nach der Werbekampagne offen zu legen, als die Werbung gänzlich zu verbieten. Durch diese Offenlegung werde es dann gewissen Verbänden ermöglicht diese „Unternehmen an den Pranger zu stellen".(Hebebrand, 2009: 233) Wichtig sei allerdings zudem, dass die Politik all ihre Entscheidungen vor In-Kraft Treten auf ihre Auswirkungen auf das Verhalten bezüglich der Nahrungsaufnahme und der Bewegung untersuche (vgl. Hebebrand, 2009: 231-234).

Laut Hebebrand stellt allerdings auch der medizinische Bereich einen wichtigen Anknüpfungspunkt dar. So sei es auf der einen Seite wichtig die Lösung des Problems Adipositas mit der Erforschung neuer Abnehmmedikamente zu fördern und auf der anderen Seite die Ressentiments gegenüber der chirurgischen Therapie abzubauen. Hier seien bei extremer Adipositas die Erfolge am signifikantesten. Zudem sei wichtig, dass die Erforschung des Übergewichts verbessert werde. Hierfür müssten beispielsweise vergleichbare epidemiologische Studien über die Verteilung des Übergewichts stattfinden, da die derzeitigen nicht vergleichbar sind, dennoch aber immer wieder verglichen werden (vgl. Hebebrand, 2009: 234-236).

4.) Ein zusammenfassender analytischer Vergleich
Im folgenden und zugleich letzten Kapitel sollen jetzt die Aussagen Künasts mit Hebebrands Meinung in den Punkten verglichen werden, in denen sie sich zum gleichen Gegenstand äußern, was bei dem Großteil der vorher besprochenen Abschnitten der Fall ist. Interessant zu wissen ist, dass die beiden Texte, leicht abstrahiert, die gleiche Struktur aufweisen. Zunächst wird geschildert was für ein Problem vorliegt, wenn auch mit unterschiedlichen Schwerpunkten und Tiefen, und im nächsten Schritt, wie dieses Problem gelöst werden kann. Der Sinn dieses Vergleichs besteht nicht darin in aller Ausführlichkeit noch mal die Positionen der beiden Buchautoren zu verdeutlichen und zu vergleichen, sondern lediglich die Hauptpositionen sprachlich knapp, aber inhaltlich präzise gegenüberzustellen.

4.1) kontrastäre Betrachtungsweisen
Auf der analysierenden Ebene, also wie sich die Wirklichkeit derzeit abbilden lässt, verfügen die beiden Autoren schon über recht unterschiedliche Ansichten, wobei die meisten Übereinstimmungen sicherlich auch eher dem Bereich der Lösungsmöglichkeiten zuzuordnen sind. Während Frau Künast ein wahres Horrorszenario beschreibt, was sie vor allem durch das Heranziehen von Fremdmeinungen zu belegen versucht, beruhigt Professor Hebebrand und kritisiert scharf die Definitionen des BMI, nach dem sie sich richtet, und nimmt eher an, dass auch früher zum Beispiel die Zahl der übergewichtigen Kinder höher war, als Frau Künast heute durch methodisch falsche Studien annimmt. So sind nach ihren Quellen knapp die Hälfte aller Deutschen übergewichtig, was er durch die Willkür der Definitionsgrenzen begründet, die beispielsweise nicht den Unterschied zwischen Fettmasse und Muskelmasse abbilden können oder selbst geschichtlich gesehen ständigen Änderungen

unterworfen waren, sodass repräsentative Aussagen über die Entwicklung des Übergewichts gar nicht möglich sind. Während Künast also Übergewicht und Adipositas als epidemische Bedrohung ansieht, sieht Hebebrand mäßiges Übergewicht eher als ein ästhetisches Phänomen und nur wirkliche Adipositas als Krankheit, auf keinen Fall aber als Epidemie, an.

4.2) übereinstimmende Berührungspunkte mit Bildung einer Synthese

Wie oben schon angesprochen, ähneln sich die beiden Texte in besonders großem Maße bei den Vorschlägen, wie man das Problem lösen könnte. So ist es für Frau Künast auf gesellschaftlicher Ebene wichtig mit der Lehre von der richtigen Ernährung und Bewegung bereits in Kindergärten und der Schule zu beginnen, da hier den Kindern dieses Wissen frühzeitig vermittelt werde und Kinder unabhängig vom Elternhaus die gleichen Chancen haben sollten. Auch Hebebrand sieht in der Bildung einen wichtigen Faktor, der die Prävention von Übergewicht und Krankheit enorm voran bringt und schlägt dabei, genau wie Frau Künast auch, gesunde Schulmahlzeiten und Kochkurse als beispielhafte Mittel vor. Auf individueller Ebene sieht es diese als wichtig an die Energiebilanz im Auge zu behalten und somit die Bewegung aktiver zu gestalten, was auch der Professor umfangreich in 2 Punkten seines Aktionsplanes fordert. Aber auch auf politischer Ebene fordern beide ein stärkeres Eingreifen, was Hebebrand durch Forderungen wie die geänderte Mehrwertsteuer oder die Lebensmittelampel konkret ausführt, bei Künast nur abstrakt generell vorliegt. Während er zusätzlich die Medizin als wichtigen Bestandteil des multidisziplinären Lösungsansatzes anspricht, fügt sie eine etwas längere Abhandlung über das Thema der Ernährung an, sodass beide ihrer wissenschaftlichen Herkunft treu bleiben.

Trotz der hier aufgeführten Gemeinsamkeiten gibt es, wie in Kapitel 4.1 gezeigt, doch einige entscheidende Unterschiede, sodass eine Synthese nur sehr vage formuliert werden kann. So besteht Einigkeit darüber aktiv zu werden gegen das Vorkommen der Adipositas, nicht aber des Übergewichts, als gesundheitliches und gesellschaftliches Problem, was auch der Grund dafür ist, dass sie überhaupt an der öffentlichen Debatte teilnehmen, wobei beide hier jedoch einen unterschiedlichen Ansatz verfolgen. So hat man fast den Eindruck, dass Frau Künast gezielt Hysterie verbreitet, um bei der Bevölkerung Gehör zu finden und diese zum Umdenken in Ernährungs- und Bewegungsfragen zu bringen. Herr Hebebrand hingegen versucht durch kritische Fragen bezüglich der hysterischen Bewertung der Verbreitung des Übergewichts eher Ruhe zu erzeugen, um die gezielte und durchdachte

Entscheidungsfindung, die sich an seinem 10 Punkte Aktionsplan orientieren sollte, zur allgemeinen Förderung eines gesunden Lebens zu voranzubringen.

4.3) eine kritische Haltung gegenüber den Inhalten

Bei dem Bearbeiten der Texte kam bei mir persönlich der eine oder andere größere Kritikpunkt zum Vorschein, wobei ich hauptsächlich an Künasts Text einiges kritisch anmerken möchte. Hebebrands Text könnte man ein Stück weit zum Vorwurf machen, er beziehe durch das Aufzeigen verschiedener Studien keine eindeutige Position, sei daher auch nicht so angreifbar und polarisierend. Hiervon möchte ich jedoch Abstand nehmen, denn gerade, dass er diese Vielfältigkeit der Realität herausstellt, ist meiner Meinung nach der große Vorteil dieses Textes gegenüber der Arbeit der ehemaligen Bundesministerin, die als Arbeitsgrundlage annimmt, dass die Studien, die sie benutzt die Wahrheit abbilden, aber zahlreiche andere Ergebnisse dabei vernachlässigt.

Ein Kritikpunkt, der mir dennoch bei der Bearbeitung der Ansichten des Prof. Hebebrand in den Sinn gekommen ist, ist die Tatsache, dass einige wenige Punkte doch sehr theoretisch sind und in der Praxis wohl nur schwer Fuß fassen werden. Als Beispiel hierfür fiele mir der Wegfall der Pendlerpauschale für PKW Fahrer ein, der dann die Pendlerpauschale für Fußgänger finanzieren soll, was wohl doch an der heutigen Realität der Arbeitswelt scheitern würde. Einen Punkt seines Aktionsplans möchte ich hier jedoch auch erwähnen, obwohl bei mir absolute Zustimmung bezüglich des Erfolgs dieser Maßnahme herrscht, man jedoch auf den Gedanken kommen könnte, dass auch hierunter ein theoretisches Konstrukt zu verstehen sei. So fordert er den Wegfall der Mehrwertsteuer für gesunde Lebensmittel, finanziert durch die Erhöhung industriell verarbeiteter Nahrung auf den üblichen Mehrwertsteuersatz von 19%. Diese auf den ersten Blick in die freie Marktwirtschaft eingreifende Maßnahme könnte also schwierig umzusetzen sein, doch mit Blick auf die Tabaksteuer gibt es immer wieder auch einige Politiker, die dieses Prinzip fordern, wobei es nach dem Aktionsplan der Regierung „Fit statt Fett" allerdings nicht vorgesehen ist.

Zu den Ausführungen Künasts hingegen sind mir weit mehr Kritikpunkte aufgestoßen, wobei ich leider alle 15 Kritikpunkte gar nicht im Rahmen dieser Arbeit umfassend ansprechen kann, sodass hier nur beispielhaft Fragen aufgeworfen werden sollen.

Strukturell muss ich schon einmal bemängeln, dass der Text keine für mich ersichtliche Chronologie geboten hat, was auch der Grund dafür war, in der textlichen Bearbeitung innerhalb des 1. Kapitels die Inhalte neu zu strukturieren, sodass die Gedankengänge von Frau Künast meines Erachtens nach besser nachvollzogen werden können. Vor allem bezieht sich meine Kritik an dem Text aber auf die inhaltliche Ebene, sodass vor allem Äußerungen, aber auch Ausdrucksweisen kritisiert werden.

„Jeder zweite Bürger dieses Landes leidet an Übergewicht" (Künast, 2004: 12), sagt sie und beruft sich dabei scheinbar auf Ergebnisse des Robert Koch Instituts zur Verbreitung von Übergewicht, die sich aus Umfragen aus den Jahren 1998 und 1999 ergeben. In dieser Studie wurde beispielsweise auch ermittelt, dass über 80% der Männer in den 60er Jahren ihres Lebens als übergewichtig gelten (vgl. Benecke, 2003). Doch wenn man sich einmal umschaut, so wird man schnell feststellen, das wohl kaum jeder Zweite (oder je nach Altersgruppe noch mehr) an Übergewicht leidet, durch die allgemein üblichen Grenzen des BMI aber so klassifiziert wird, was Hebebrand in seinem Text ja sehr verdeutlicht und auch ich scharf kritisiere. Aber auch von anderen Autoren wird dieser Misstand in ihren Büchern offen gelegt, so zum Beispiel von dem Arzt Dr. Gunter Frank, der sich in einer Reportage des Report München mit einem Body Maß Index von 26 „als einer dieser typisch deutschen übergewichtigen Fettsäcke" zu Wort meldet, in seinem Buch „Lizenz zum Essen". In dem Fernsehinterview, in dem auch zweifelsfrei zu erkennen ist, dass es sich bei Dr. Frank nicht um den typischen Übergewichtigen handelt, gibt er zu bedenken, „wie absurd diese Einteilung ist (...) und [dass] diese Einteilung (...) nicht geeignet [ist], um Gewicht zu beurteilen"

Als sie dann auch noch Zahlen miteinander vergleicht, die sich laut Hebebrand auf Grund methodischer Unterschiede nicht vergleichen lassen, erhält sie die abstruse Prognose, dass bis zum Jahr 2030 jedes zweite Kind krankhaft fettleibig sein wird, wo man doch wirklich den wissenschaftlichen Hintergrund dieses Textes und die Methodik der herangezogenen Studien näher erfragen sollte.

Noch mehr zweifelte ich persönlich aber an ihren Thesen als Frau Künast dann darlegt, dass sich dieser Trend nicht nur auf Grund von epidemiologischen Studien, sondern auch durch andere Fakten belegen lasse, wie beispielsweise dadurch, dass „die Zahl der gedruckten Medienbeiträge (...) von knapp 600 im Jahr 2000 auf über 4500 im Jahr 2003" (Künast,

2004: 13 und 14) gestiegen sei. So frage ich mich wirklich wie man mit der Aufmerksamkeit erhaschenden hysterischen Presse auf wissenschaftlicher Ebene argumentieren möchte, denn wie sich bei fast allen Epidemien zeigt, ob nun Vogel-, Schweine oder andere Grippewellen, so sind es doch die Medien, die von dieser Berichterstattung und der dadurch verkauften Auflage enorm profitieren und somit nicht unbedingt immer auf sachlicher und faktischer Ebene bleiben. Auch hinterfragungswürdig ist eine Aussage, nach der 54 % der amerikanischen Soldaten als adipös bezeichnet werden müssen (vgl. Künast, 2004: 14), wo es interessant wäre zu sehen, ob diese tatsächlich einen hohen Anteil an Körperfett aufweisen oder der hohe BMI doch eher durch die schwerere Muskelmasse zu Stande kommt. Bei der Darlegung einiger Fakten fände ich es einfach schöner und angemessener wenn sprachlich präziser gearbeitet werden würde und Referenzmaßstäbe mitangegeben werden würden. So gibt sie beispielsweise zu bedenken, dass „ABC-Schützen (...) immer schwerer" (Künast, 2004: 16) werden, doch könnte man auch hier hinterfragen, ob sie dabei nicht eventuell auch eine höhere Körpergröße erreicht haben oder insgesamt in ihrer körperlichen Entwicklung schon vorangeschrittener sind als frühere Generationen.

Aber auch gewisse Widersprüche stechen dem Kritiker ins Auge. So gibt Künast auf Seite 27 zu bedenken, dass übergewichtige Menschen nicht des individuellen Versagens beschuldigt werden sollten, um dem Populismus nicht Tür und Tor zu öffnen, öffnet diese allerdings wenige Zeilen später auf Seite 28, wo sie das Übergewicht „in seiner Ausrichtung als Bedrohung für das Gemeinwesen" bezeichnet. Somit eröffnet sie praktisch die Grundlage für einen Rassismus gegen Übergewichtige, da diese schließlich die Gesellschaft belasten und es dieser bei einem Ausschluss der übergewichtigen Menschen sicher besser gehen würde, könnten Gedanken sein. Hoffentlich unbeabsichtigt unterstreicht sie dieses meines Erachtens nach auch noch durch die unglücklich gewählte Formulierung. Man kann diesen Gedanken jedoch auch weitaus positiver interpretieren, so zum Beispiel, dass Frau „Künast die ideale Antwort in einem Gemeinschaftsprojekt" (Mühlich, 2008: 83) sieht.

Weiterhin stören mich allerdings auch gewisse Ausdrucksweisen, die sicher nicht beabsichtigt aufgetreten sind, den kritischen Leser in seiner Meinung aber festigen. So sind „Kinder (...) aus Migrantenfamilien immer stärker betroffen als andere" (Künast, 2004: 27), wo man doch einfach nur sagen muss, dass es wohl kaum immer so ist und mit dem Begriff des Migranten hier ein eindeutig negatives Bild verbunden wird, nämlich ein geringes

Einkommen und zusätzlich geringe Bildung, wobei man natürlich bedenken muss, dass auch in dieser sozialen Schicht eine Strukturierung vorliegt.

4.4) meine persönliche Sichtweise

Abschließend und anknüpfend an die Fragestellung, innerhalb derer die beiden Texte bearbeitet wurden, ist meine Meinung, dass reale und nicht unbedingt definitionsgemäße Adipositas eine Krankheit darstellt, aber auf gar keinen Fall eine Epidemie, denn selbst wenn sich die epidemiologischen Kennzahlen verändert haben, so liegt hier im Selbstverständnis der Krankheit keine Infektiösität vor. Wichtig ist es also diese Formen des Übergewichts interdisziplinär zu bekämpfen, da nicht nur für den Einzelnen erhebliche Gesundheitsbeschwerden zu befürchten sind, sondern auch das Gesundheitssystem so auf lange Sicht sicherlich geschont werden würde.

Insgesamt denke ich jedoch, dass diese adipösen Menschen in Deutschland die Ausnahme darstellen und nicht wie bei Frau Künast hysterisch geschildert jeder Fünfte diesen Problemen zum Opfer fällt. Es mag sein, dass definitionsgemäß nach dem Body Maß Index solch eine Verteilung vorliegt, doch sollte in diesem Bereich wirklich nach alternativen Möglichkeiten gesucht werden, um eine bessere Klassifizierung des Übergewichts und der Adipositas zu erzielen, die dringend notwendig zu sein scheint. Andere Formen des Übergewichts sehe ich, wie Prof. Hebebrand, eher als gesellschaftliche und ästhetische Erscheinung an, die das Gesundheitssystem durch assoziierte Krankheiten zwar belastet, aber sicher nicht in dem Ausmaß, in dem es Frau Künast schildert. Meines Erachtens nach wäre es sogar möglich, dass die Stigmatisierung, wie sie die ehemalige Bundesministerin fördert, allerdings solch einen Einfluss auf die Psyche und das Gewicht nehmen kann, dass das Gesundheitssystem trotz oder besser gesagt gerade wegen der angeblich belastungssenkenden Maßnahmen, stärker belastet wird als zuvor.

Literaturverzeichnis

Hauptliteratur:

Hebebrand, Johannes/Simon, Claus Peter (2009): Irrtum Übergewicht, Zabert Sandmann Verlag: München, S. 43-56 und 225-236

Künast, Renate/Schuhmacher, Hajo (2004): Die Dickmacher. Warum die Deutschen immer fetter werden und was wir dagegen tun müssen, Riemann Verlag: München, S. 11-31 und 251-269

Nebenliteratur:

Benecke, Andrea/Vogel, Heiner (2003): Gesundheitsberichterstattung des Bundes. Heft 16. Übergewicht und Adipositas, Robert Koch Institut: Berlin

Focus Online (2007): Koalitionspolitiker fordern Naschsteuer, verfügbar unter: http://www.focus.de/politik/deutschland/gesundheitspolitik/gesundheit_aid_56180.html, [27.11.2010]

Hagmann, Ullrich (2009): Irrtum Übergewicht, Report München: München, Reportage verfügbar unter: http://www.youtube.com/watch?v=0lVbyMqClGc, [24.11.2010]

Mühlich, Felissa (2008): Übergewicht als Politikum. Normative Überlegungen zur Ernährungspolitik Renate Künasts, VS Verlag für Sozialwissenschaften: Wiesbaden

Universität Duisburg-Essen (2010): Prof. Dr. med. Johannes Hebebrand, verfügbar unter: http://www.uni-due.de/rke-kj/Hebebrand.shtml, [23.11.2010]

Westphal, Dirk (2004): Renate Künast plaudert über Dickmacher und Besseresser, Die Welt: Berlin, Interview verfügbar unter: http://www.welt.de/print-wams/article117872Renate_Kuenast_plaudert_ueber_Dickmacher_und_Besseresser.html, [21.11.2010]

18

Zabert Sandmann (2010): Irrtum Übergewicht – Der Autor, verfügbar unter: http://www.zabert-sandmann.de/index.php?page=shop.product_details&flypage =flypage.tpl&product_id=545&category_id=9&option=com_virtuemart&Itemid=88, [27.11.2010]